BEI GRIN MACHT SICH IHR WISSEN BEZAHLT

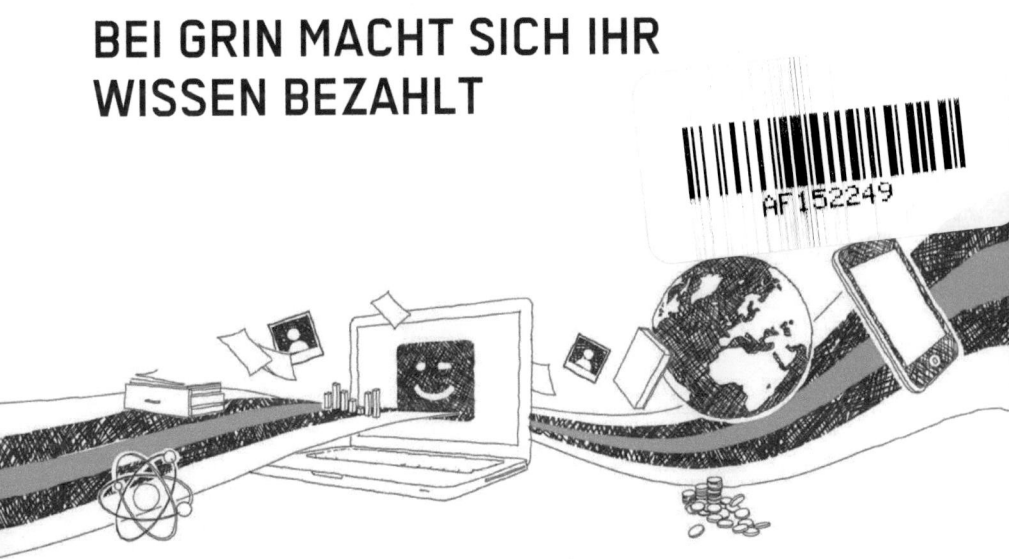

- Wir veröffentlichen Ihre Hausarbeit,
  Bachelor- und Masterarbeit

- Ihr eigenes eBook und Buch -
  weltweit in allen wichtigen Shops

- Verdienen Sie an jedem Verkauf

Jetzt bei www.GRIN.com hochladen
und kostenlos publizieren

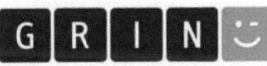

Michaela Pohl

Clinical Reasoning in der Diätassistenz. Eine Bestands-
aufnahme

GRIN Verlag

Bibliografische Information der Deutschen Nationalbibliothek:

Die Deutsche Bibliothek verzeichnet diese Publikation in der Deutschen National-
bibliografie; detaillierte bibliografische Daten sind im Internet über http://dnb.d-
nb.de/ abrufbar.

Impressum:

Copyright © 2011 GRIN Verlag GmbH
Druck und Bindung: Books on Demand GmbH, Norderstedt Germany
ISBN: 978-3-656-29047-6

Dieses Buch bei GRIN:

http://www.grin.com/de/e-book/202665/clinical-reasoning-in-der-diaetassistenz-
eine-bestandsaufnahme

GRIN - Your knowledge has value

Der GRIN Verlag publiziert seit 1998 wissenschaftliche Arbeiten von Studenten, Hochschullehrern und anderen Akademikern als eBook und gedrucktes Buch. Die Verlagswebsite www.grin.com ist die ideale Plattform zur Veröffentlichung von Hausarbeiten, Abschlussarbeiten, wissenschaftlichen Aufsätzen, Dissertationen und Fachbüchern.

Besuchen Sie uns im Internet:

http://www.grin.com/

http://www.facebook.com/grincom

http://www.twitter.com/grin_com

Michaela Pohl

B. A. Medizinalfachberufe

Clinical Reasoning in der

Diätassistenz –

eine Bestandsaufnahme

Erstellt 2011

Inhaltsverzeichnis

Abkürzungsverzeichnis

AG	Arbeitsgemeinschaft
BGS	Bundessozialgericht
BMI	Body Mass Index
	Errechnet aus Körpergewicht durch Köpergröße in m²
DiätAss-AprV	Ausbildungs- und Prüfungsverordnung für Diätassistentinnen und Assistenten
DiätAssG	Gesetz über den Beruf der Diätassistentin und des Diätassistenten
DRG	Diagnosis Related Groups
	Deutsch: Diagnosebezogene Fallgruppen
EFAD	European Federation of the Associations of Dietitians
ICD	International Statistical Classification of Diseases and Related Health Problems
	Deutsch: Internationale statistische Klassifikation der Krankheiten und verwandter Gesundheitsprobleme
ICF	International Classification of Functioning, Disability and Health
	Deutsch: Internationale Klassifikation der Funktionstüchtigkeit, Behinderung und Gesundheit
SGB	Sozialgesetzbuch
VDD	Verband der Diätassistenten – Deutscher Bundesverband e. V.

Abbildungsverzeichnis

1. Einleitung

Im Rahmen der Auswahl eines Studiums habe ich zum ersten Mal von Clinical Rea-soning gelesen und mich u. a. dadurch für den Bachelor of Arts für Medizinalfach-berufe entschieden. Im Verlauf der Vorlesungen zum Clinical Reasoning habe ich inhaltlich das vorgefunden, was mich seit längerer Zeit thematisch beschäftigt.

Als Lehrkraft an einer Fachschule für Diätassistenten[1] bin ich u. a. Mitglied im dortigen Prüfungsausschuss und erhalte durch diese Tätigkeit einen Einblick in die Prüfungsleistungen im Bereich der Praktischen Prüfung der angehenden Diätassistenten. Dabei ist mir in den letzten Jahren aufgefallen, dass die Teilnehmer im Prüfungsteil Ernährungs- und Diätberatung nicht immer ideale Ergebnisse präsentieren.

Nach § 7 DiätAss-AprV Absatz 1 erstreckt sich der praktische Teil der Prüfung auf folgende Fächer: Diätetik, Koch- und Küchentechnik sowie Diät- und Ernährungsberatung. In diesem Teil der Prüfung wird ein Klient mit seiner Erkrankung, inklusive notwendiger ergänzender Angaben, unter fachlichen Gesichtspunkten abgebildet. Nach diesem Krankheitsbild und den Angaben zu den Essgewohnheiten richten sich die diätetischen, küchentechnischen Maßnahmen sowie der Inhalt, des in der DiätAss-AprV vorgeschrie-benen Beratungsgesprächs.

Meiner Einschätzung nach fehlt den Prüflingen eine ganzheitliche Sicht unter Einbeziehung von z. B. Lebensumständen und dem aktuellen Stand der Krankheitsbewältigung. Im beschriebenen Prüfungsteil Diät- und Ernährungsberatung könnte z. B. durch die Einbindung von Clinical Reasoning Aspekten in die Unterrichtseinheiten eine Verbesserung der Beratungskompetenz erreicht werden. Damit würden sich die Prüfungsergebnisse und die Fachkompetenz von Diätassistenten verbessern.

Mit dieser Hausarbeit möchte ich darlegen, in welchen Bereichen der Diätassistenz Clinical Reasoning bereits zur Anwendung kommt und künftig kommen könnte. Im Rahmen einer Literatur- und Internetrecherche habe ich sowohl nach Clinical Reasoning im Beruf des Diätassistenten als auch in den angrenzenden therapeutischen Berufen der Physio-, Ergotherapie und Logopädie gesucht.

2. Begriffsbestimmung Clinical Reasoning

Der Begriff des Clinical Reasoning wird unterschiedlich übersetzt oder umschrieben. Nach Jones (1997), in Klemme/Siegmann (2006) wird Clinical Reasoning wie folgt definiert: „Un-

---

[1] Für eine bessere Lesbarkeit habe mich entschieden die jeweils männliche Form zu verwenden. Gemeint sind immer beide Geschlechter.

ter Clinical Reasoning sind die Denkvorgänge und die Entscheidungsfindungen des Thera-
peuten während der Untersuchung und Behandlung eines Klienten zu verstehen."

Nach der Anthropologin Mattingly (1991, in Lagemann 2003) ist *„Clinical Reasoning vor allem ein stillschweigender, halbbewusster, komplexer Problemlöseprozess, den Klienten nicht mit der medizinischen Diagnose, sondern mit seinem individuellen Krankheitserleben in den Mittelpunkt der Betrachtung stellt."* Nach Wikipedia[®] (2010) bedeutet Clinical Reasoning in der wortwörtlichen Übersetzung: *„...klinisches Argumentieren, Schlussfolgerung, Beweis-führung. Gemeint sind damit Denk-, Handlungs- und Entscheidungsprozesse, welche klinisch tätige Personen (Ärzte, Pflegepersonal, Therapeuten u. a.) entweder alleine oder in der Aus-einandersetzung mit Berufskollegen und/oder dem betroffenen Klienten treffen."*

Diese Definitionen und Erläuterungen spiegeln gut wieder, dass der Klient im Clinical Reasoning während der Behandlung aus einer ganzheitlichen Sicht betrachtet wird. Es geht nicht allein um eine somatische Sichtweise sondern zusätzlich um Faktoren, die z. B. die Erkrankung positiv oder negativ beeinflussen können. Wie ein Therapeut und der Klient im Laufe der Behandlung mit den Einflüssen umgehen bzw. der Therapeut die aktuelle Situation in den Behandlungsverlauf einbezieht.

Nach Burtchen (2007) handelt es sich in gewisser Weise um Problemlösestrategien, in denen es um kognitive Fähigkeiten und Fertigkeiten geht. Ziel des Clinical Reasoning ist es, die Denkstrukturen von Therapeuten so weiter zu entwickeln, dass nicht nur die Behandlung der Erkrankung im Vordergrund steht, sondern die individuellen Rahmenbedingungen des Klienten in die Therapie einbezogen und berücksichtigt werden. In die Rahmenbedingungen können beispielsweise der aktuelle oder der sich im Laufe der Therapie verändernde Umgang mit der Erkrankung, die sich durch die Erkrankung ggf. veränderte berufliche Situation oder der finanzielle Status einbezogen werden.

Das Clinical Reasoning gliedert sich in unterschiedliche Bereiche, von der Hypo-thesenbildung über psychologische Anteile bis hin zur Kommunikation. Zur besseren Über-sicht habe ich in Anlage 1 ein Mind Map mit den wichtigsten Teilbereichen des Clinical Rea-soning zusammengestellt. Aufgrund dieser Vielfältigkeit habe ich beschlossen, mich in dieser Arbeit auf den Clinical Reasoning Prozess und die Formen des Clinical Reasoning zu be-schränken und herauszuarbeiten inwieweit diese in der Diätassistenz vorkommen.

3. Clinical Reasoning in der Diätassistenz

Erstmals taucht der Begriff Clinical Reasoning auf der Internetseite des VDD in 2010 (www.vdd.de/der-vdd/arbeitgruppe/gesetz/) als Auszug des *Positionspapiers zur Notwendig-*

keit der Novellierung des Diätassistentengesetzes und der Ausbildungs- und Prüfungsverord-
nung der AG Gesetz (ohne genaues Datum) auf. Derzeit ist die AG Gesetz des VDD dabei, die Novellierung des Diätassistentengesetzes voranzutreiben und beschäftigt sich dabei auch mit dem Thema Clinical Reasoning. In verschiedenen Telefonaten mit Mitgliedern der AG konnte ich erfahren, dass das Thema weiter verfolgt wird und geplant ist, im Rahmen einer Überarbeitung des Lehrplans für die Fachschulausbildung (Höfler, Willig, 1996), das Thema Clinical Reasoning mit aufzunehmen. Im *Vorschlag zur Neuordnung der Anlage 1 A und B der DiätAssAPrV in der Fassung vom 01.08.1994 (Stand 19.03.2010)* der AG Gesetz ist die geplante neue Aufteilung der Unterrichtstunden beschrieben, der Begriff Clinical Reasoning wird dabei nicht erwähnt. Im Rahmen der Lernziele des Diätologischen Prozesses[2] tauchen Begrifflichkeiten aus dem Clinical Reasoning auf. Meine Hausarbeit würde die Arbeit der AG Gesetz unterstützen, so dass das Clinical Reasoning gezielt als wissenschaftlicher Anteil in die Neuordnung der Unterrichtsstunden eingearbeitet werden könnte.

Der AG der Leitenden Lehrkräfte an Schulen für Diätassistenten in Deutschland wurde das Clinical Reasoning im Rahmen der jährlich stattfindenden Arbeitstagung im November 2010 vorgestellt. In der Mitgliederzeitschrift des VDD, Diät und Information (1/2011: 8-11), wird von Meteling-Eeken/Huehmer im Rahmen eines Artikels zum wissenschaftlichen Arbeiten das Thema Clinical Reasoning erneut aufgegriffen. Weiterhin ist im Rahmen des 53. VDD Bundeskongress 5/2011 in Wolfsburg im vorläufigen Programm (Stand 08.03.2011) geplant, dass Gaby Siegmann, als Buchautorin zum Thema Clinical Reasoning in der Physiotherapie, einen Vortrag zu diesem Thema hält und somit diese Thematik weitere Verbreitung in Diätassistentenkreisen finden wird.

In den angrenzenden therapeutischen Berufen wie Physio- und Ergotherapie ist diese Thematik schon länger bekannt (Feiler 2003; Klemme, Siegmann 2006; Klemme, Nauerth 2004; Lagemann 2003) und wird in deren Ausbildungen sowie über Fort- und Weiterbildungen thematisiert.

4. Der Clinical Reasoning Prozess

Beim Clinical Reasoning Prozess handelt es sich um das hypothetisch-deduktive Reasoning. Nach Klemme, Siegmann (2006) kann die hypothetisch-deduktive Vorgehensweise als eine Strategie im Clinical Reasoning Prozess angesehen werden. Es sollen kognitive Strategien entwickelt werden, um korrekte klinische Entscheidungen zu treffen.

---

[2] In Österreich gibt es die Berufsbezeichnung *Diätologe*, aus diesem Grund wird der Ablauf von Beratungen dort als *Diätologischer Prozess* bezeichnet. Diätologen in Österreich haben das gleiche Aufgabengebiet wie Diätassistenten in Deutschland.

Die einschlägige Literatur unterteilt diesen Prozess in sechs Schritte, die jeweils mit einer Kurzbeschreibung versehen sind.

1. Herausbildung eines „Pre-assessment-image"

   Der Therapeut macht sich erste Vorstellungen vom Klienten aufgrund der ersten Angaben, die er erhält. Dies können Informationen sein, wie: Alter, Geschlecht, medizinische Diagnose von z. B. einer Notwendigkeitsbescheinigung oder aus der Krankenakte. Die Vorstellungen entstehen u. a. durch Erfahrungen mit dem Verlauf von ähnlichen Krankheitsbildern oder früheren Begegnungen mit dem Klienten.

2. Prozess der „Cue acquisition"

   „Cue acquisition" bedeutet das Sammeln von Stich- und Schlüsselwörtern um zusätzliche Informationen zu erhalten. Dies geschieht im Rahmen einer ausführlichen Anamnese und dem Befundungsprozess.

3. Hypothesenproduktion

   Aus den gesammelten Stich- und Schlüsselwörtern werden erste Hypothesen z. B. über den Klienten, seine Erkrankungen oder seine Prognose entwickelt. Einige Hypothesen werden verworfen, andere in Betracht gezogen, daraus entwik-kelt sich eine Richtung oder auch mehrere alternative Richtungen in die der Therapeut seinen Behandlungsmaßnahmen lenken könnte.

4. „Cue interpretation"

   Es erfolgen weitere Datensammlungen und Bildung von Schlüsselwörtern, die bestehende Hypothesen bestätigen oder widerlegen. Dazu können für das Krankheitsbild notwendige Tests herangezogen werden.

5. Hypothesenevaluation

   Alle Hypothesen werden evaluiert und diejenige, die am genauesten zutrifft wird ausgewählt.

6. Festlegung der therapeutischen Diagnose

Diese Vorgehensweise ist ein dynamischer Prozess, der im Laufe des therapeutischen Verlaufs immer wieder neu beginnt. Anlage 2 zeigt zur Verdeutlichung dieser Dynamik ein Fließdiagramm. Die farbigen Anteile stellen den möglichen Verlauf bzw. die Neuorientierung dar, die bei neuen Erkenntnissen entstehen.

4.1. Formen des Clinical Reasoning

Die folgende Darstellung fasst die wichtigsten Clinical Reasoning-Formen zusammen und welche Fähigkeiten dafür notwendig sind.

Formen des Clinical Reasoning	Denkstruktur	Fähigkeiten des Therapeuten
Scientific Reasoning	Logisches, sachliches Denken	Analytische Fähigkeiten zur Problemidentifikation, Problemanalyse, Problemlösung
Interaktives Reasoning	Durch Gefühle, Wahrnehmung und Beobachtung geleitetes Denken	Fähigkeiten, eine gute Beziehung herstellen; interaktive Verhaltensweisen und Strategien für gute Zusammenarbeit adäquat einsetzen
Konditionales Reasoning	Durch das Vorstellungsvermögen des Therapeuten geleitetes Denken	Fähigkeit, den Gesamtzustand des Klienten zu erfassen, einschließlich der Krankheit und Behinderung, der gesamten Lebenswelt des Klienten, seines physikalischen und sozialen Kontextes; dieses Denken bestimmt die Auswahl der Aktivitäten und die Intentionalität der Therapie

Formen des Clinical Reasoning	Denkstruktur	Fähigkeiten des Therapeuten
Narratives Reasoning	Das Denken in und durch Geschichten	Fähigkeit zu verstehen, wie der Klient seine Krankheit und Behinderung empfindet; die Geschichte(n) unserer Klienten; Geschichten über unsere Klienten; mögliche Geschichte unserer Klienten in der Zukunft
Pragmatisches Reasoning	Sachliches pragmatisches Denken	Fähigkeit, alle bei einem therapeutischen Prozess auftauchenden pragmatischen Gegebenheiten zu bedenken und zu berücksichtigen z. B.: - Beratung am Krankenbett - Beratung in einem Beratungsraum - Gestaltung des Beratungsraums - Beratung kurz vor der Entlassung - Zeitliche Planung Klient und Diätassistent - Finanzielle Gesichtspunkte Klient und Diätassistent
Ethisches Reasoning	Durch Einstellungen, Haltungen und Werte bestimmtes Denken	Fähigkeit, sowohl eigene Werte als auch die des Klienten und seiner Lebenswelt zum Wohle des Klienten anzuwenden und mit entstehenden Konflikten umge-

		hen zu können, z. B.: - Reflexion der eigenen Werte und Normen - Ggf. zurückstellen der eigenen Werte und Normen - Akzeptanz der Werte und Normen des Klienten

Abbildung 1: Formen des Clinical Reasoning; modifiziert nach Feiler et al 2003: 4

5. Tätigkeitsfelder von Diätassistenten

Bei der Ausbildung von Diätassistenten handelt es sich um einen dreijährige Fachschulausbildung, die mit einer staatlichen Prüfung und der entsprechenden staatlichen Anerkennung endet.

Nach § 3 des DiätAssG ist das Ausbildungsziel:

„Die Ausbildung soll entsprechend der Aufgaben des Berufes insbesondere die Kenntnisse, Fähigkeiten und Fertigkeiten vermitteln, die zur eigenverantwortlichen Durchführung diättherapeutischer und ernährungsmedizinischer Maßnahmen auf ärztliche Anordnung oder im Rahmen ärztlicher Verordnung wie dem Erstellen von Diätplänen, dem Planen Berechnen und Herstellen wissenschaftlich anerkannter Diätformen befähigen, sowie dazu, bei der Prävention und Therapie von Erkrankungen mitzuwirken und ernährungstherapeutische Beratungen und Schulungen durchzuführen."

Daraus ergeben sich folgende Tätigkeitsschwerpunkte für Diätassistenten:

Küche in Krankenhaus, Kurklinik, Altenheim usw.	Ernährungsberatung, Ernährungs- und Diättherapie im klinischen Bereich oder Tätigkeiten in der Freiberuflichkeit
Erstellen von Diätplänen	Individuelle Diättherapie nach ärztlicher Verordnung
Zubereiten und Überwachen der Zubereitung von diätetischen Speisen nach ärztlicher Verordnung	Gruppenschulung nach ärztlicher Verordnung
Überwachen der Speisenausgabe	Vorträge, Seminare in Bereich Prävention
Nährwertberechnung der Speisen für Gesunde und für diätetisch behandelbare Erkrankungen	Kochseminare
Zusammenstellen von Speiseplänen für Gesunde und für diätetisch behandelbare Erkrankungen	Einkaufstraining
Küchenmanagement mit z. B. dem Erstellen von Dienstplänen, Einkauf und Tätigkeiten im Leitungsbereich	Betriebliche Gesundheitsförderung in z. B. Ernährung bei Schichtdienst oder bei Bürotätigkeiten, Hygiene, Küchenorganisation

Abbildung 2: Tätigkeitsfelder von Diätassistenten

Wie Abbildung 2 zu entnehmen ist, haben Diätassistenten ein sehr umfangreiches Aufgabengebiet. Sie können im Rahmen der Diättherapie ausschließlich auf Anordnung des behandelnden Arztes tätig werden. Für die Ernährung von gesunden Menschen aller Altersgruppen sind sie ebenfalls zuständig. Im klinischen Bereich haben Diätassistenten Aufgaben sowohl im Rahmen der Speisenzubereitung als auch der Diättherapie mit einzelnen Klienten oder in Gruppenschulungen von z. B. Diabetikern. Je nach Schwerpunkt des Krankenhauses oder der Kurklinik sind sie Mitglied in interdisziplinären Teams.

Die in der Freiberuflichkeit tätigen Diätassistenten haben in der Regel selbst gewählte Schwerpunkte aus den Bereichen, wie in Abbildung 2 in der rechten Spalte dargestellt. Die Diättherapie erfolgt auch hier ausschließlich auf Anordnung des behandelnden Arztes, der eine Notwendigkeitsbescheinigung ausstellt.

Der VDD hat im Jahr 2010 die Ergebnisse seiner in Auftrag gegebenen Untersuchung: *Berufsbild und Arbeitsfelder von Diätassistenten und Diätassistentinnen in Deutschland* (Babitsch et al) veröffentlicht. Danach macht bei den angestellten Diätassistenten die Diättherapie/Ernährungsberatung den größten Anteil aus (Abbildung 3).

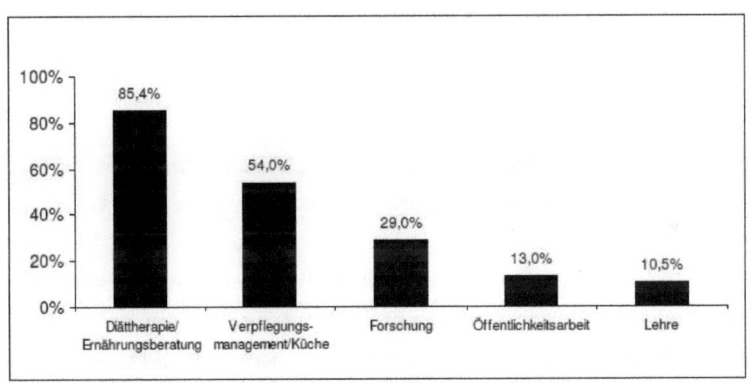

Abbildung 3: Tätigkeitsfelder angestellter Diätassistenten/-innen (n= 617, Mehrfachnennungen möglich); Babitsch et al 2010: 16

Diätassistenten sind in der Urteilsbegründung des BGS (2000) *„Angehörige eines gesetzlich geschützten Heilhilfsberufs... “.* Igl (2010) ordnet Diätassistenten den nicht-ärztlichen Heilberufen zu. Beide Quellen ziehen Vergleiche zu Berufen wie Ergo-, Physiotherapie und Logopädie. Im Gegensatz zu den zuletzt genannten Berufen können freiberuflich tätige Diätassistenten in der Regel nicht direkt mit den Krankenkassen abrechnen. Im klinischen Bereich erfolgt die Abrechnung über die Einordnung der Leistung in die Kennziffern der DRG. Dies ist u. a. darin begründet, dass die von Diätassistenten durchgeführte Diättherapie nach dem Urteil

11

des BGS (2000) zwar als Heilmittel gilt, aber eine Einordnung der Diättherapie als „...*neues Heilmittel*" in die Heilmittel- und Hilfsmittel Richtlinien bisher nicht erfolgt ist. In der Zeitschrift Diät und Information des VDD (4/2010: 12-13) wurde dies im Artikel *Patientenschutz steht im Vordergrund* (Richard) festgestellt und die Einordnung der Diättherapie als Heilmittel erneut gefordert. Am 28.02.2011 hat der VDD eine Presseerklärung zum Thema *Diättherapie als gezielte Maßnahme gegen Übergewicht* in Kooperation mit dem Mitglied des Bundestages Lindemann auf seiner Interseite (www.vdd.de) veröffentlicht. Der Schlusssatz lautet „*Wir setzen uns daher ein, dass die Diättherapie endlich als Heilmittel anerkannt wird, um damit allen Patienten, die an Adipositas leiden, eine sichere, finanzierte Alternative zu gewähren.*"

6. Clinical Reasoning in der Diättherapie

Wie bisher beschrieben, besteht der größte Teil der Arbeit von Diätassistenten aus den Bereichen Diättherapie und Ernährungsberatung. Dies ist mit der therapeutischen Arbeit der in der Einleitung genannten angrenzenden therapeutischen Berufe vergleichbar. Im folgenden Abschnitt wird dargelegt was Diättherapie ist und wie diese idealtypisch abläuft.

6.1. Definition Diättherapie

Nach Buchholz et al (2010) werden die Begriffe Diättherapie und Ernährungsberatung uneinheitlich verwendet und definiert, was regelmäßig zur Verwirrung in Fach- und Laienkreisen führt.

Anlässlich der Jahrestagung der Gesellschaft für Rehabilitation bei Verdauungs- und Stoffwechselerkrankungen (2010) hat die Präsidentin des VDD Doris Steinkamp in einer Folienpräsentation eine Begriffsbestimmung vorgestellt. Danach handelt es sich bei der Diättherapie um einen Bestandteil der Krankenbehandlung, sie richtet sich immer an kranke Menschen mit besonderen Bedürfnissen. Die Initiative geht dabei vom Arzt aus, die Leistungserbringung erfolgt aufgrund der Fachkompetenz vom Diätassistenten, der entscheidet, welche diättherapeutischen Maßnahmen zur Anwendung kommen. Steinkamp grenzt dies von der Ernährungsberatung ab, die sie in den Bereich der Gesundheitsförderung und Prävention einordnet.

In der *Rahmenvereinbarung zur Qualitätssicherung in der Ernährungsberatung und Ernährungsbildung in Deutschland* (2009) wird Ernährungsberatung ähnlich definiert. Ernährungsberatung hat demnach u. a. das Ziel der Veränderung und Verbesserung des individuellen Verhaltens. Ernährungsberatung ist somit kein Bestandteil der Krankenbehandlung und keine Therapie, wenn auch die Vorgehensweise im Gesprächsverlauf ähnlich ist. In der o. g. Rahmenvereinbarung wird ergänzend die Ernährungstherapie definiert. Dabei fällt auf, dass sich diese Erläuterung weitestgehend mit der obigen Definition von Diättherapie deckt. *„Qualifizierte Ernährungstherapie richtet sich an Kranke und erfolgt in enger Kooperation mit dem behandelnden Arzt...."* Da, wie bereits erwähnt, als Ausbildungsziel die Durchführung diättherapeutischer Maßnahmen im DiätAssG explizit festgeschrieben sind, wird in den folgenden Erläuterungen den Begriff Diättherapie verwendet.

6.2. Ablauf der Diättherapie

Die Diättherapie kann sowohl als Einzelberatung als auch in Gruppenschulungen stattfinden. Wie Abbildung 4 (Babitsch et al, 2010) zu entnehmen ist, geben die befragten angestellten und freiberuflichen Diätassistenten an, zu 54% *immer* individuelle Diät- und Ernährungsberatungen durchzuführen. Aus diesem Grund bezieht sich die folgende Betrachtung auf die Einzelberatung, die demnach am häufigsten von Diätassistenten durchgeführt wird.

Abbildung 4: Häufigkeit der Ausführung definierter Tätigkeiten freiberuflicher und angestellter Diätassis-

	Immer (%)	Häufig (%)	Selten (%)	Nie (%)
Durchführung individueller Diät-/Ernährungsberatung	54	27	14	4
Dokumentation/Evaluation	47	28	17	7
andere Tätigkeiten	26	23	3	48
Erstellen von Diätplänen	16	37	33	15
Nährwertberechnung	15	34	43	8
Teilnahme an Visiten	3	6	20	70

tenen/-innen (n= 685, Mehrfachnennungen möglich); Babitsch et al 2010: 23

In den VDD-Qualitätsstandards (1998) wird der Ablauf von Einzelberatungen wie folgt angegeben:

- Einführungsgespräch
- Erfassen der Ausgangslage des Patienten (Anamnese)
- Motivation und Bedürfnisanalyse
- Vereinbarung von Beratungszielen
- Erstellen der individuellen Ernährungstherapie

- Erarbeiten von individuellen Maßnahmen zu Erreichen der Teilziele
- Informationsvermittlung, Hilfestellung zum Umsetzen in den Alltag
- Vereinbarungen zu weiteren Beratungseinheiten und –inhalten
- Zusammenstellen von Informationsunterlagen
- Abschlussgespräch
- Dokumentation der Beratungseinheit

Als Dauer für eine Beratungseinheit gibt der VDD 45 Minuten an, für die Erstberatung können aufgrund der ausführlichen Anamnese bis zu 60 Minuten gerechnet werden. Die einzelnen Verlaufsschritte verteilen sich auf mehrere Beratungsstunden bzw. wiederholen sich in einzelnen Beratungseinheiten.

Mit Hilfe des Leistungskatalogs des VDD können Diätassistenten den zeitlichen Aufwand für die notwendigen Maßnahmen kalkulieren. In Anlage 3 ist idealtypisch dargestellt, was und welche Aktivitäten in welchen Schritten der Diättherapie seitens des Diätassistenten angestrebt werden.

Da der Qualitätsstandard des VDD bereits aus dem 1998 ist und gerade überarbeitet wird, ist die vom VDD vorgeschlagene Vorgehensweise modifiziert. Es wird in dieser Übersicht deutlich, wie viele Teile des Clinical Reasoning in der Diättherapie bereits zur Anwendung kommen.

6.3. Der Clinical Reasoning Prozess

Für die die Übertragung des Clinical Reasoning Prozesses auf die Einzelberatung wurde das erstellte Fließschema mit den Schritten der Ernährungsberatung ergänzt (Anlage 4).

Wie in den angrenzenden therapeutischen Berufen findet bei Diätassistenten ebenfalls eine Art von Befundung statt. Es kommt aufgrund des ersten Eindrucks durch ein Telefonat oder die Angaben auf der Notwendigkeitsbescheinigung bzw. in der Krankenakte zur ersten Hypothesenbildung. Diese dient u.a. der Vorbereitung der Einzelberatung, da in der Regel passende Materialen zur medialen Unterstützung bereit gelegt werden. Beim ersten Termin wird das genaue Anliegen des Klienten geklärt und in den Therapieprozess, so weit möglich, einbezogen. Durch eine ausführliche Ernährungsanamnese, dem Wiegen, einer Interpretation vorliegender Labordaten usw. kann der Ernährungsstatus festgestellt werden. Die genaue Auswertung der Essgewohnheiten erfolgt später mit einem Nährwertberechnungsprogramm und unter Berücksichtigung aktueller Empfehlungen und/oder Leitlinien der Fachgesellschaften zum diagnostizierten Krankheitsbild. Mit dieser Auswertung erfolgt, in Kombination mit den Ess-

und Lebensgewohnheiten, die Festlegung der Beratungsziele in Absprache mit dem Klienten. In den Folgeberatungen soll den Klienten eine methodisch-didaktische Vorgehensweise motivieren, sein Essverhalten den Zielen entsprechend zu verändern. Im therapeutischen Prozess werden immer wieder neue Fakten durch den Klienten in den Prozess eingebracht. Diätassistenten gehen darauf flexibel ein und somit werden bereits vorhandene Hypothesen verworfen, eine neue Hypothesenbildung findet statt. Bei einigen Erkrankungen wie z.b. Diabetes Typ 1, Nieren- oder Leberkrankungen können sich Blutwerte oder das Körpergewicht verändern. Solche Veränderungen beeinflussen den Beratungsverlauf im Sinne des Clinical Reasoning und es werden neue Hypothesen gebildet.

6.4. Formen des Clinical Reasoning

Wie in Abbildung 5 aufgeführt, finden alle Formen des Clinical Reasoning Anwendung in der Diättherapie. In der Regel eignen sich die meisten Diätassistenten diese Fähigkeiten und Fertigkeiten, ohne wissenschaftliche Grundlage, über eine lange Berufserfahrung und/oder über Fort-und Weiterbildungen an. Die Anwendung der Formen des Clinical Reasoning erfolgt häufig unbewusst und Bedarf einer Professionalisierung.

Clinical Reasoning Form	Einsatz in der Diättherapie, ggf. mit einer kurzen Erläuterung
Scientific Reasoning	- Motivation, Anliegen klären und Bedürfnisanalyse, wie Leidensdruck - Erfassen der Ausgangslage, wie dem Ernährungsstatus - Vereinbaren von Beratungszielen, Vorstellungen des Klienten an die tatsächlichen Möglichkeiten angleichen - Durchführen der individuellen Diättherapie unter Einbeziehung der Ess- und Lebensgewohnheiten - Erarbeiten von individuellen Maßnahmen zur Erreichung der Teilziele - Informationsvermittlung
Interaktives Reasoning	- Während des gesamten diättherapeutischen Prozesses werden z. B. verschiedene Möglichkeiten der Kommunikation genutzt
Konditionales Reasoning	- Einführungsgespräch - Erfassen der Ausgangslage - Motivation, Anliegen klären und Bedürfnisanalyse - Erstellen der individuellen Diättherapie Veränderungen beim Klienten werden im Therapieverlauf wahrgenommen und einbezogen
Clinical Reasoning Form	Einsatz in der Diättherapie, ggf. mit einer kurzen Erläuterung
Narratives Reasoning	- Motivation, Anliegen klären und Bedürfnisanalyse - Vereinbaren von Beratungszielen - Durchführen der individuellen Diättherapie

	Geschichten des Klienten einbeziehen und ggf. durch Geschichten von Klienten in einer ähnlichen Situation ergänzen
Pragmatisches Reasoning	- Während des gesamten diättherapeutischen Prozesses
	Rahmenbedingungen können sich im Therapieverlauf verändern und werden berücksichtigt
Ethisches Reasoning	- Während des gesamten diättherapeutischen Prozesses
	Erkennen von Haltungen des Klienten und eigener Haltung, die konträr sein können; ggf. zurückhalten/reflektieren der eigenen Haltungen

Abbildung 5: Formen des Clinical Reasoning in der Diättherapie

Fazit und Ausblick

Zusammenfassend stelle ich fest, dass innerhalb der Diättherapie bereits viele Aspekte des Clinical Reasoning von Diätassistenten berücksichtigt sind. Viele Kollegen haben sich eine dem Clinical Reasoning ähnliche Vorgehensweise über eine lange Berufserfahrung unreflektiert angeeignet und die eigenen Beratungstechniken entsprechend verfeinert. Berufsanfänger haben es somit schwer, da sie meist weder auf Berufs- noch auf Lebenserfahrung zurückgreifen können.

Nach meinen Erfahrungen als Mitglied des Prüfungsausschusses an einer Fachschule für Diätassistenten sowie durch Expertengespräche bin ich der Ansicht, dass eine ganzheitliche Sichtweise, im Sinne des Clinical Reasoning, in der Diättherapie wenig unterrichtet wird. In diesen Gesprächen wurde deutlich, dass ein Teil der Diätassistenten auf das Einhalten von Leitlinien und Empfehlungen besteht und die Lebens- und Krankheitssituation nur unzureichend berücksichtigt. Klienten fühlen sich in solchen Situationen erfahrungsgemäß übergangen oder unverstanden. Dies beeinträchtigt in der Regel den Beratungserfolg und die Meinung über die Qualität der Beratung fällt eher negativ aus.

Selbst den meisten berufserfahrenen Diätassistenten fehlen die im Clinical Reasoning angestrebten Denkstrukturen. Es wäre dringend notwendig, dieses Thema in der Ausbildung von Diätassistenten sowie in Fort- und Weiterbildungsangeboten aufzugreifen und den Beruf auf diese Weise zu professionalisieren. Damit wird eine bessere Berufs- automie und ein höheres Behandlungsniveau erreicht.

Erste Schritte in diese Richtung werden bereits durch Veröffentlichungen und der Thematisierung des Clinical Reasoning in Rahmen des diesjährigen VDD-Kongresses, sowie die Arbeit der AG Gesetz zur Novellierung der Ausbildungs- und Prüfungsverordnung gegangen. Es müssten Qualifizierungen von Lehrkräften an Fachschulen für Diätassistenten und Diätassistenten mit Berufserfahrung folgen, sowie konkrete Unterrichtskonzepte für das Einbinden des Clinical Reasoning in die Ausbildung.

Literaturverzeichnis

AG Gesetz des VDD (2010): Vorschlag zur Neuordnung der Anlage 1 A und B der DiätAssAPrV in der Fassung vom 01.08.1994 (Stand 19.03.2010)

AG leitender Lehrkräfte an Schulen für Diätassistenten in Deutschland (2010): Vorläufige Tagesordnung der 36. Arbeitstagung in Hannover am 11. und 12.11.2010

Babitsch et. al (2010); Berufsbild und Arbeitsfelder von Diätassistenten und Diätassistentinnen in Deutschland. Charité Berlin School of Public Health

Buchholz, D., Wechsler, J. G., Babitsch, B. (2010): Ambulante Diät- und Ernährungsberatung in Deutschland – eine Bestandsaufnahme: Aktuelle Ernährungsmedizin Stuttgart: Thieme Verlag; 35. Jahrgang, 3/2010: 131-137

Burtchen, I. Prof. Dr. (6/2007): Clinical Reasoning I Studienheft Nr. 047. Diploma Fachhochschule Nordhessen

Burtchen, I. Prof. Dr. (6/2007): Clinical Reasoning II Studienheft Nr. 048. Diploma Fachhochschule Nordhessen

Burtchen, I. Prof. Dr. (6/2007): Clinical Reasoning III Studienheft Nr. 172. Diploma Fachhochschule Nordhessen

Feiler, M. Hrsg. (2003): Klinisches Reaosing in der Ergotherapie, Überlegungen und Strategien im therapeutischen Handeln. Springer Verlag Berlin Heidelberg

Handgraf, M., Klemme, B., Nauerth A. (2004): Berichte aus Lehre und Forschung, Nr. 13 Entwicklung eines Schulungskonzeptes zum „Clinical Reasoning" in therapeutischen Berufen. Fachhochschule Bielefeld Fachbereich Pflege und Gesundheit (Hrsg.)

Höfler, E,. Willig F., Hrsg. (1996): Lehrplan für Theorie und Praxis für Diätschulen in Deutschland. Stuttgart und Heidelberg

Igl, G., Prof. (2010): Öffentlich-rechtliche Regulierung nichtärztlicher Gesundheitsfachberufe und ihrer Tätigkeit auf den Gebieten der Diätetik, der Medizintechnik, der Orthoptik und der Pharmazie. München: Springer Medizin Urban & Vogel GmbH

Klein, H.-M. (2008): Soft Skills Studienheft Nr. 075. Diploma Fachhochschule Nordhessen, 1. Auflage 09/2008

Klemme, B, Siegmann, G. (2006): Clinical Reasoning, therapeutische Denkprozesse lernen. Stuttgart: Georg Thieme Verlag

Koordinierungskreis Qualitätssicherung in der Ernährungsberatung und Ernährungsbildung (2009): Rahmenvereinbarung zur Qualitätssicherung in der Ernährungsberatung und Ernährungsbildung in Deutschland

Lagemann, H. (2003): Clinical Reasoning: der Lern- und Lehrprozess in der praktischen Ausbildung zum Ergotherapeuten. Bachelorarbeit Studiengang Physiotherapie und Ergotherapie Fachhochschule Osnabrück

Meteling-Eenken, M., Huehmer, U. P. (2011): Wissenschaftliches Arbeiten – Grundlagen für die Weiterentwicklung der Diätetik in Deutschland. Mitgliederzeitschrift des VDD Diät und Information 1/2011: 8-13

Richard, L (2010): Patientenschutz steht im Vordergrund, Mitgliederzeitschrift des VDD Diät und Information 4/2010: 12-13

VDD (1998): Qualitätsstandards der Diätassistenten zur Qualitätssicherung in der Diät- und Ernährungstherapie. Teil 2 des Leistungskataloges

VDD (1998): Leistungskatalog der Diätassistenten/innen an Krankenhäusern, Rehakli-niken, Arztpraxen und entsprechenden Institutionen für die diätetische Behandlung von Klienten

Internet

www.vdd.de/der-vdd/arbeitgruppe/gesetz/   08.09.2010

www.wikipedia.org/wiki/clinical_Reasoning   16.11.2010 www.grvs.de/jahrestagung/abstracts/2010/pdf/steinkamp-doris.pdf   10.01.2011

www.vdd.de/index.php?id=news&tx_ttnews[tt_news]=190&tx_ttnews[backPid]=1&cHash=f

5dc501c14c604cffc4963dd36b8f777   02.03.2011

http://www.vdd.de/fileadmin/downloads/veranstaltungen/Kongress_Termin%C3%BCbersicht

2011_f%C3%BCr_Homepage_01.pdf   08.03.2011

Gesetze, Rechtsverordnungen, Urteile

www.juris.de

Ausbildungs- und Prüfungsverordnung für Diätassistentinnen und Assistenten (DiätAss-
AprV) vom 01.08.1994, zuletzt geändert durch Art. 26 G v. 02.12.2007

www.juris.de

Gesetz über den Beruf der Diätassistentin und des Diätassistenten (Artikel 1 des Geset-
zes über den Beruf der Diätassistentin und des Diätassistenten und zur Änderung ver-
schiedener Gesetze über den Zugang zu anderen Heilberufen) (DiätAssG) vom
08.03.1994 zuletzt geändert durch Artikel 25 G v. 02.12.2007

Bundessozialgericht

Urteil Az: B 6 KA 26/99 R, verkündet am 28.06.2000

Barbara Börsteken gegen Bundesausschuss der Ärzte und Krankenkassen

Anlagenverzeichnis

Anlagen

Anlage 1

Bereiche des Clinical Reasoning
erstellt mit XMind 2006-2010©

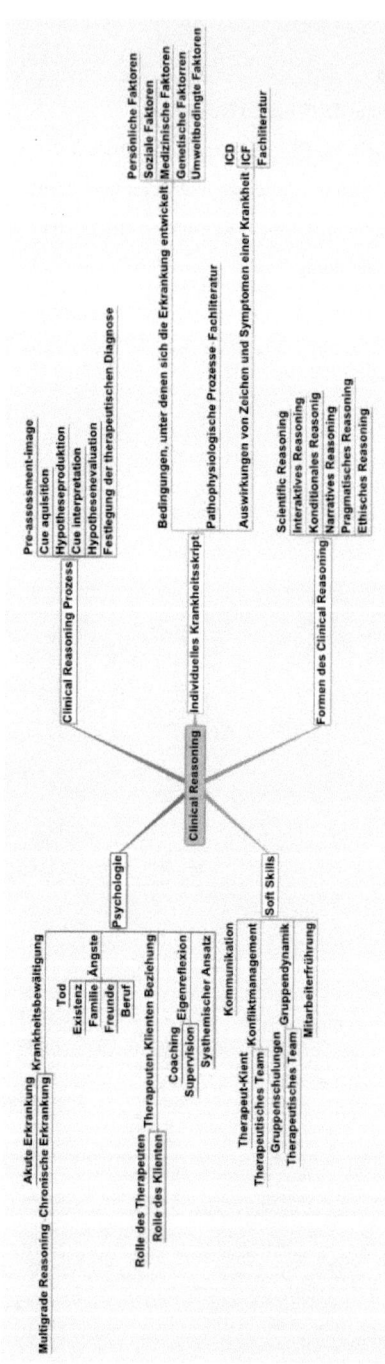

16

Anlage 2

Fließschema Clinical Reasoning Prozess

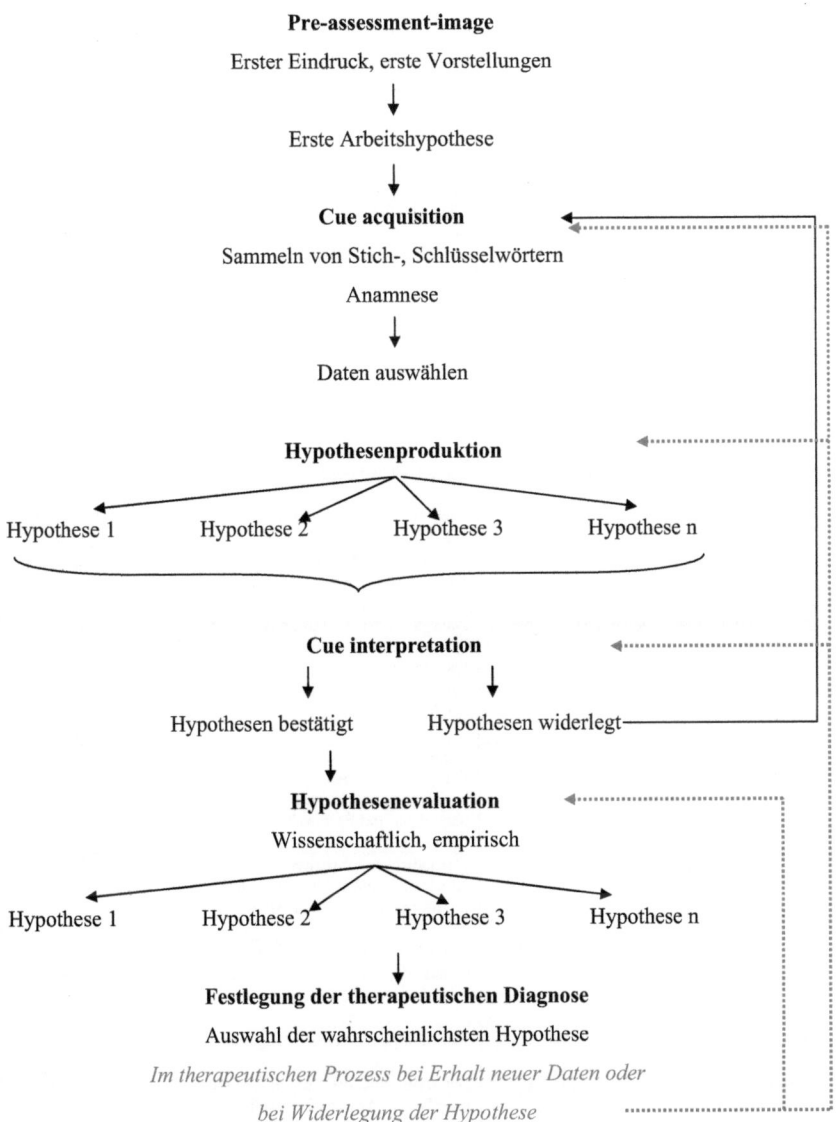

Pre-assessment-image

Erster Eindruck, erste Vorstellungen

↓

Erste Arbeitshypothese

↓

Cue acquisition

Sammeln von Stich-, Schlüsselwörtern

Anamnese

↓

Daten auswählen

Hypothesenproduktion

Hypothese 1   Hypothese 2   Hypothese 3   Hypothese n

Cue interpretation

Hypothesen bestätigt   Hypothesen widerlegt

↓

Hypothesenevaluation

Wissenschaftlich, empirisch

Hypothese 1   Hypothese 2   Hypothese 3   Hypothese n

↓

Festlegung der therapeutischen Diagnose

Auswahl der wahrscheinlichsten Hypothese

Im therapeutischen Prozess bei Erhalt neuer Daten oder

bei Widerlegung der Hypothese

Anlage 3

Erläuterungen der einzelnen Beratungsschritte; modifiziert nach VDD (1998)

Beratungsschritt	Differenzierte Betrachtung
Einführungsgespräch	Erstkontakt z. B. per Telefon, Erfassen erster Anamnesedaten, z. B. Terminabsprache, Diagnose erfragen oder nach Notwendigkeitsbescheinigung des behandelnden Arztes interpretieren; zu Beginn Small Talk, bei Folgeberatungen bisherige Erfahrungen erfragen
Motivation, Anliegen klären und Bedürfnisanalyse	Welches Anliegen hat der Klient, welche Vorstellungen sind daran geknüpft, z. B. in welcher Zeit möchte der Klient sein Ziel erreichen; erscheint Klient freiwillig oder wurde er „geschickt"; wie groß ist der Leidensdruck; welche Vorstellungen hat Klient von Ablauf und Ergebnissen; welche Kenntnisse bringt der Klient mit; gibt es Ängste und/oder Vorurteile usw.
Erfassen der Ausgangslage des Patienten	Erfassen der notwendigen persönlichen und medizinischen Daten, wie z. B. Größe, Gewicht, des Kenntnisstandes um die Erkrankung, möglicher Arztbesuche und stattgefundenen Untersuchungen, Anzahl der bereits unternommenen Versuche das Leiden zu lindern; Ausführliches Erfassen der Essgewohnheiten/Ernährungsanamnese
Vereinbaren von Beratungszielen	Mit Klienten die individuellen Beratungsziele sowie Anzahl der notwendigen Beratungen in festlegen; in welchem zeitlichen Abstand diese erfolgen sollen; aufgrund des ersten groben Auswertens der Anamnesedaten (Grobziele); mögliche Hypothesen: Über-/Unter-/Mangelernährung/Essstörung; Kooperationsbereitschaft wird eingeschätzt
Durchführen der individuellen Diättherapie	Auswerten der Ernährungsanamnese per EDV, Orientieren an Leitlinien, Empfehlungen der Fachgesellschaften; mit Klienten weitere Vorgehensweise besprechen und Teilziele festlegen; Grundlage sind die Essgewohnheiten und Möglichkeiten des Klienten
Erarbeiten von individuellen Maßnahmen zum Erreichen der Teilziele	Methodisches, mediales Erarbeiten an der Umsetzung der Feinziele in das Alltagsgeschehen mit z. B. Attrappen, Lebensmittelabbildungen, Leerpackungen, Arbeitsblättern je nach Alter und Bereitschaft des Klienten
Informationsvermittlung, Hilfestellung zum Umsetzen in den Alltag	Methodisches Erarbeiten der Umsetzung der Feinziele in das Alltagsgeschehen; Unterstützen des Klienten durch ergänzende Informationen, Erläuterungen
Vereinbarungen zu weiteren Beratungseinheiten und –inhalten	Festlegen, was bis zur nächsten Beratung realisierbar ist/sein kann und grobe Inhalte des nächsten Termins dem Klienten mitteilen; Termin festlegen
Zusammenstellen von Informationsunterlagen	Notwendige Unterlagen ausgeben; Verabschieden
Dokumentation der Beratungseinheit	Beratungsziele, erfolgte Maßnahmen in eigener Dokumentation erfassen; Arztbriefe schreiben und Patientenakte führen

Abbildung 2

Fließschema Clinical Reasoning Prozess im Verlauf der Einzelberatung

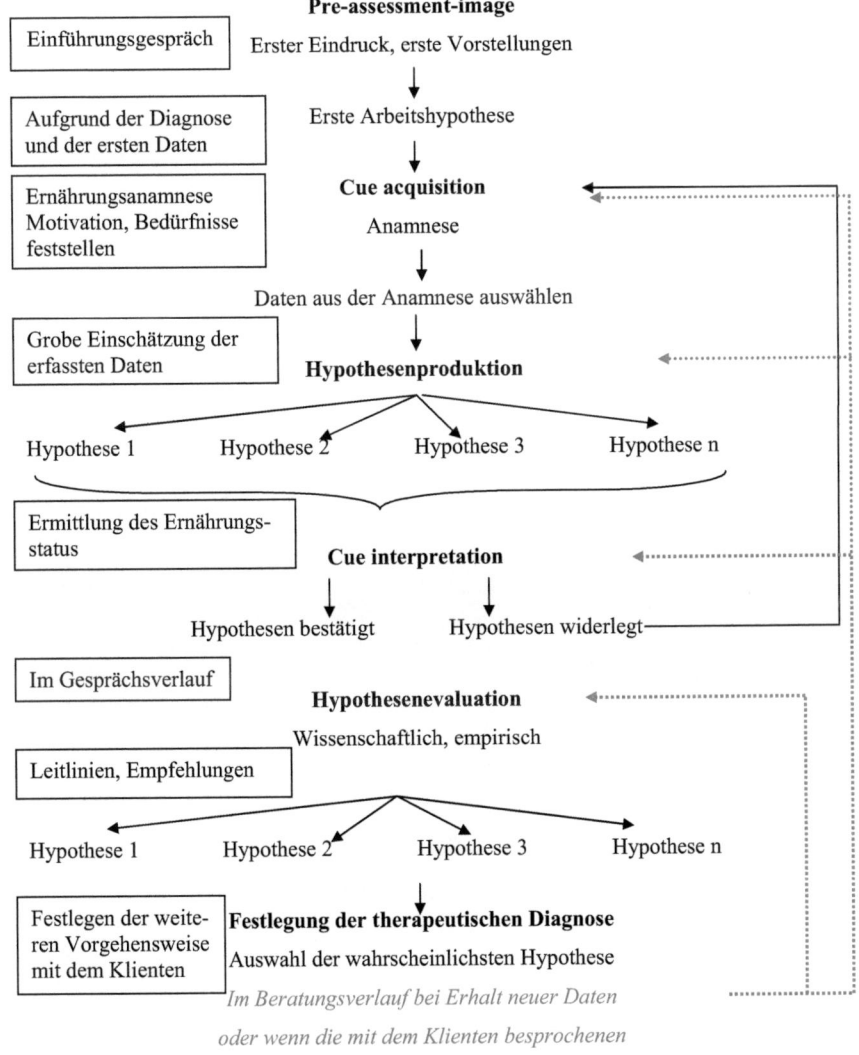